Lizette Vilá
Manuel Carbonel
Olga Lidia Aganza

Histerectomía Obstétrica

Lizette Vilá
Manuel Carbonel
Olga Lidia Aganza

Histerectomía Obstétrica

Características clínicas y epidemiológicas de pacientes sometidas a histerectomía obstétrica

PUBLICIA

Imprint
Any brand names and product names mentioned in this book are subject to trademark, brand or patent protection and are trademarks or registered trademarks of their respective holders. The use of brand names, product names, common names, trade names, product descriptions etc. even without a particular marking in this work is in no way to be construed to mean that such names may be regarded as unrestricted in respect of trademark and brand protection legislation and could thus be used by anyone.

Cover image: www.ingimage.com

Publisher:
PUBLICIA
is a trademark of
International Book Market Service Ltd., member of OmniScriptum Publishing Group
17 Meldrum Street, Beau Bassin 71504, Mauritius
Printed at: see last page
ISBN: 978-620-2-43256-6

Índice

Introducción

La histerectomía obstétrica es un procedimiento quirúrgico que consiste en extraer el útero, durante el embarazo, parto o puerperio, decisión que deberá ser tomada de inmediato para evitar una complicación que atente con la vida de la gestante [(1)].

En la práctica clínica esta operación se realiza con poca frecuencia pues se toman las medidas necesarias durante la gestación y el parto para evitar este proceder con trascendencia para la mujer. Entre las indicaciones más frecuentes para la histerectomía obstétrica están la atonía uterina y la rotura uterina [(2-3)].

En reportes recientes, la placentación anormal (placenta previa o acreta) emerge como la principal indicación atribuida fundamentalmente a la elevación del parto por cesárea [(4, 5, 6)].

Varios factores se asocian a las razones que conducen a la decisión de realizar la histerectomía obstétrica como son: cicatriz anterior, edad materna avanzada, multiparidad y sepsis de origen obstétrico [(7,8)]. Con el advenimiento de las nuevas tecnologías y el avance científico técnico en el campo de la medicina, la histerectomía obstétrica disminuye en frecuencia y a la vez mejora la evolución de las pacientes sometidas al proceder [(9,10)].

La realización de la histerectomía obstétrica varía según consideración de algunos autores, entre 0,3 y 2,7 por cada 1000 partos. Se produce con mayor frecuencia después de una cesárea (0,17 a 8,9 cada 1000 partos) [(11, 12,13)].

Aunque la mortalidad provocada por la aplicación de esta técnica en la actualidad es rara, la morbilidad que esta puede ocasionar es notable pues cursa con elevado número de complicaciones, entre las que se describen la anemia, el choque hipovolémico o séptico, la coagulación intravascular diseminada y los disturbios psicológicos [(14 - 25)].

La disminución de la morbilidad y la mortalidad materna puede lograrse con la prevención de complicaciones relacionadas con el proceso reproductivo, todo lo cual contribuirá también al bienestar de la madre y su hijo. Estos propósitos son posibles al fortalecer las competencias para el desempeño del personal de salud para abordar los problemas obstétricos [12].

Los trastornos hemorrágicos se reportan como la primera causa de histerectomía obstétrica en la mayoría de los centros ginecoobstétricos del mundo [5]. En Europa en la actualidad se reporta muy baja incidencia de estos trastornos como causa de histerectomía obstétrica según diferentes autores, y oscila entre 0,1 y 0,9% [10-14].

En el hospital de Maternidad de la Paz, en Madrid, en 2009 se registraron 272 332 partos y 14 435 cesáreas y allí se realizaron 102 cesáreas con histerectomías, lo que representa el 0,037% de los partos y 0,7 % de las cesáreas [26].Asimismo, en Shangai según en el año (2011), estudios realizados demuestran que las histerectomía obstétricas obtuvieron una incidencia de 0,45 %, mientras en Taiwán representaron el 0,36 % [27] para igual periodo de tiempo.

En Estados Unidos las histerectomías obstétricas oscilan entre el 0,13% y 0,15% del total de nacimientos, mientras en México representa el 1,72% de los mismos [27].

En un estudio realizado en México, Reveles Vázquez (2014) determinó que la histerectomía obstétrica se aplicaba en 8 casos por cada 1,000 consultas obstétricas. La placenta previa vinculada con acretismo placentario fue la primera indicación (33%), seguida de atonía uterina (22,3%). En el grupo de pacientes estudiadas, el choque hipovolémico sucedió en 56,3%[6].

Owolabi (2013), a través de un análisis retrospectivo de todos los casos de histerectomía periparto en cuatro grandes hospitales de la zona metropolitana de Washington desde enero de 2000 a diciembre de 2009, encontró una incidencia de 0,85 por 1000 nacimientos. La primera cesárea o la cesárea repetida, la edad materna avanzada, la obesidad y la multiparidad fueron los factores directamente asociados con la realización de la histerectomía obstétrica [28].

El estudio de 15 años en Venezuela de Briceño-Pérez (2015) reportó que la edad entre 25 y 29 años constituyeron la de mayor frecuencia en mujeres a las que se practicó este procedimiento, sobre todo en postcesárea, donde el número de embarazos que presentaban las pacientes era el cuarto y la indicación principal fue atonía uterina [29].

Diferentes autores en estudios realizados en la región de Centro América desde el 2014 mostraron en sus investigaciones que el factor de riesgo de mayor impacto fue la cesárea anterior, junto a la multiparidad, a poblaciones de bajos ingresos y a trastornos de la placentación. De igual manera coinciden que las complicaciones más frecuentes fueron la reintervención quirúrgica, lesión vesical, lesión ureteral, íleo postquirúrgico y coagulación intravascular diseminada [30, 31].

En Cuba el sistema de salud es único, universal, gratuito y garantiza el acceso a todos los ciudadanos donde la salud es un derecho, está basado en la estrategia de Atención Primaria de Salud (APS) y organizado en redes integradas de servicios de salud (RISS), lo cual, permite el tránsito de las personas por el sistema y garantiza la continuidad y longitudinalidad de la atención según las necesidades de la población. [32]

Para lograr lo anterior consta con varios programas prioritarios, uno de ellos es el Programa Nacional de Atención Materno Infantil (PAMI) implementado desde 1983, el cual realiza un estricto seguimiento a la salud sexual y reproductiva de la mujer. [32]

El PAMI incluye la atención a la infancia y a la adolescencia que hoy muestran resultados similares a países desarrollados en indicadores de salud tan sensibles como la mortalidad infantil y materna, aunque existen retos y desafíos al respecto [32].

La implementación del PAMI como plataforma programática, centralizada y dirigida por el Ministerio de Salud Pública (Minsap) planifica, organiza, aplica y controla en el país las acciones y normativas relacionadas con lo establecido por el programa en correspondencia con el análisis de la situación de salud realizado desde el primer nivel de atención.

Cuba ha logrado, algunas de las metas relacionadas con la salud materno infantil. Entre ellas la tasa de mortalidad materna, aunque se cumple ampliamente la meta mundial de 70 por 100 000 nacidos vivos (meta 3,1), es aún motivo de insatisfacción para las autoridades sanitarias cubanas [(32)].

Para el cumplimiento de estos retos se ha establecido un plan por componente dirigido a la reducción de la morbilidad y la mortalidad materna dentro de este se encuentra la introducción y actualización de las guías de actuación de la especialidad de Ginecología y Obstetricia.[(32)]

El Grupo Nacional, en colaboración con profesionales y expertos en el tema, se han sumado a la revisión de las anteriores y la introducción de nuevas guías que respondan a dar solución a las principales causas de morbilidad y mortalidad donde inciden los factores de riesgos sociales, clínico y epidemiológicos en el contexto actual [(32)].

La cesárea y la hemorragia obstétrica son condiciones y causas presentes en el análisis prioritario realizado sobre la morbilidad y la mortalidad maternas ocurrida en Cuba. Lo anterior favoreció el inicio de la aplicación de técnicas conservadoras para evitar que la hemorragia postparto conlleve la realización de una histerectomía obstétrica, lo cual afectaría a estas mujeres tanto en su salud reproductiva como mental [(32)].

En Cuba los datos recogidos con respecto a la realización de histerectomía obstétrica el Hospital General Gustavo Aldereguía Lima de la provincia de Cienfuegos entre los años 1994 a 2008 muestran que fue realizada en 0.2 % del total de nacimientos, con una incidencia entre 1,02 – 2,5 por cada 1000 nacimientos [(33)].

La literatura médica actual estima que se realiza 0,29 y 3,78 histerectomía obstétrica por cada 1000 partos y 10 % de los casos puede requerir una segunda intervención [(33)]. En Cuba existen estudios que muestran el comportamiento variable de este proceder; el Hospital Ginecobstétrico Docente de Guanabacoa evidenció que se hace en el 0,2% de los casos [(33)]; asimismo en el Hospital América Arias en el año 2012, que alcanzó el 0,45% [(33)].

En el Hospital Docente Ginecobstétrico 10 de Octubre no se han realizado tesis que aborden la histerectomía obstétrica.

Esta técnica quirúrgica deviene en un evento obstétrico que desencadena situaciones que impactan en la morbilidad y la mortalidad materna por lo que los esfuerzos por disminuirla deben continuar; el éxito de que una mujer no sufra una complicación relacionada con el proceso reproductivo contribuye a la salud materna, al desarrollo social y al incremento de la natalidad según los bajos índices que el país reporta.

En el estudio que se presenta en el Hospital Docente Ginecobstétrico 10 de Octubre, entre los años 2014 a 2017 aproximadamente 0.49% de los partos tanto fisiológicos como por cesáreas terminan en la realización de la histerectomía obstétrica debido a complicaciones peri y postparto.

La identificación de las características más frecuentes de las mujeres intervenidas con histerectomías obstétricas proporcionará elementos para facilitar la toma de decisiones certeras con los medios disponibles en esta institución y en el seguimiento a la gestante desde el primer nivel de atención. Asimismo, mejorar la evolución clínica de la paciente posterior a la histerectomía obstétrica.

Por lo planteado anteriormente, la pregunta científica que pretende solucionar la presente investigación es:

¿Cuáles son las características clínicas y epidemiológicas, presentes en las pacientes con histerectomía obstétrica en el Hospital Docente Ginecobstétrico 10 de Octubre desde el 1 de enero de 2014 al 31 de diciembre de 2017?

Objetivo

Identificar las características clínicas y epidemiológicas presentes en las pacientes a las que se les realizó histerectomía obstétrica en el Hospital Docente Ginecobstétrico 10 de Octubre desde el 1 de enero de 2014 hasta el 31 de diciembre de 2017.

Marco Teórico Conceptual

El italiano Joseph Cavallini, durante la segunda mitad del siglo XVIII fue quien realizó las primeras histerectomías en animales, demostró así que el útero es un órgano que puede ser extraído del cuerpo sin perder la vida.

En humanos, el primer reporte de una cesárea-histerectomía realizada es de Horatio Robinson Storer en 1868, en Boston a una paciente, que presentaba un tumor que obstruía el canal del parto, ésta falleció tres días después del procedimiento [35].

El primer caso con sobrevivencia después de la resección del cuerpo uterino y ligadura del muñón cervical fue realizado en Pavía Italia 1871, por Eduardo Porro después de una cesárea, motivo por el cual el procedimiento lleva su nombre [35].

Posteriormente fue Tait, en 1890, quien introdujo modificaciones técnicas a la primera cirugía de Eduardo Porro. Pero fue Godzon, el primero en realizar la histerectomía por causa obstétrica [36].

En México, Juana María Rodríguez llevó a cabo la primera cesárea-histerectomía el 12 de marzo de 1884 en el Hospital de San Andrés. La cirugía tuvo una duración de tres horas y media, en una paciente de 18 años, con pelvis deforme, quien falleció a los dos días a causa de peritonitis [37].

A partir de 1900 las técnicas quirúrgicas y anestésicas se perfeccionaron, y se empezaron a contar con bancos de sangre y nuevos antibióticos, por lo que los resultados obtenidos fueron mejores, y resultó que aumentó la frecuencia de esta técnica [38].

En 1904, Fernando Zárraga logró la primera cesárea-histerectomía con éxito para la madre y su hijo, en el Hospital Juárez, con duración de 1.15 horas y 23 días de estancia intrahospitalaria de la paciente [39].

En el período de tiempo de 1900 a 1980 el comportamiento de la histerectomía obstétrica se mantuvo de igual manera; sin embargo, a partir de 1980, existieron por igual reportes a favor y en contra de utilizar esta técnica como método de esterilización; asimismo, la baja incidencia con que se reporta el procedimiento durante los últimos años, indica que la tendencia de la mayor parte de los gineco-obstetras es la de reservar las indicaciones de la cirugía, para el manejo de las complicaciones obstétricas de urgencia o indicaciones ginecológicas bien precisas [(40)].

La histerectomía obstétrica se puede clasificar de acuerdo al momento de realización como son:

- ✓ Cesárea-histerectomía, llamada operación de Porro, donde la cesárea y la histerectomía se realizan en un solo tiempo.
- ✓ Histerectomía post-cesárea, se realizan en tiempos diferentes, primero se realiza el procedimiento completo de la cesárea, y si existe complicación que requiera la extracción del útero, la paciente vuelve al quirófano para que se realice la histerectomía.
- ✓ Histerectomía posparto, se realiza después de un parto vía vaginal, en el puerperio inmediato o mediato.
- ✓ Histerectomía postaborto, se realiza posteriormente a un aborto y que éste requiera de una histerectomía [(6)].
- ✓ Histerectomía en bloque, se realiza cuando se extrae un útero que contiene una enfermedad trofoblástica, un feto muerto, corioamnionitis severa, sepsis grave o choque séptico [(41)].

De igual manera, de acuerdo con su extensión, se clasifican en:

- ✓ Histerectomía subtotal, en la cual se remueve el útero dejando el cuello uterino, los ovarios y las trompas de Falopio.
- ✓ Histerectomía total, en esta se extrae el útero y el cuello uterino, pero se conserva los ovarios y las trompas de Falopio.
- ✓ Histerectomía radical, en esta se extrae el útero, el cuello uterino, los ovarios, las trompas de Falopio y los nodos linfáticos de la pelvis, se realiza en pacientes con enfermedad neoplásica [(19)].

La histerectomía obstétrica sólo está indicada cuando la vida de la paciente se encuentra en riesgo, además de ello se requiere la intervención de personal médico altamente competente que pueda resolver cualquier complicación [6].

La hemorragia obstétrica puede ser antes del parto, como en la placenta previa o el desprendimiento prematuro de placenta. Igualmente puede ser postparto, por atonía uterina o desgarros del aparato genital [20]. La hemorragia sigue siendo el desencadenante más importante del desequilibrio hemodinámico que favorece que las pacientes entren en estado crítico, incluso llegar a la muerte, si no se controla tempranamente [11].

Otra causa de hemorragia es la ruptura uterina que no es más que el desgarro de la porción supra vaginal del cuello, del segmento inferior o del cuerpo del útero. Es más común en la multípara, porque la musculatura uterina con el paso del tiempo y con las gestaciones anteriores, tiene predisposición a su laceración. La contracción del útero exagerada y continua, puede también causar la ruptura de dicho órgano, cuando se llega a vencer la resistencia del segmento inferior antes que éste permita la salida del producto. Las roturas del útero se pueden clasificar en espontáneas y traumáticas [20].

Las alteraciones en adherencia de la placenta suelen contribuir para que ésta no pueda expulsarse normalmente al momento del alumbramiento. El acretismo placentario es la inserción anormal de parte o toda la placenta, con ausencia total o parcial de la decidua basal [11].

El acretismo placentario es una de las principales causas de hemorragia obstétrica, principalmente del postparto inmediato, que condiciona un importante riesgo de morbilidad y mortalidad materna, por la patología misma, como también por el tratamiento aplicado. El principal tratamiento es la histerectomía obstétrica total, debido a su frecuente asociación con placenta previa y cicatrices de cesáreas previas. El diagnóstico se limita al empleo de métodos de imagen como es el ultrasonido y la resonancia magnética. Sin embargo, el diagnóstico definitivo de acretismo placentario es por medio de histopatología, al comprobar la invasión de las vellosidades coriales en el miometrio [9].

La placenta previa es la que antecede a la presentación del feto a partir de la semana 20 de gestación. Se implanta y desarrolla en el segmento inferior del útero, ocluyendo así en ciertas ocasiones el orificio cervical interno [10].

La forma de resolver el embarazo se basa en el juicio clínico, con la ayuda diagnóstica de exploración ecográfica. Una placenta con un borde placentario a menos de dos centímetros del orificio cervical externo es probable que requiera una cesárea, especialmente si esta es posterior [10].

La hemorragia obstétrica postparto se define como el sangrado que excede los 500 ml o un descenso significativo del hematocrito o que implique la necesidad de transfusión sanguínea [20].

Entendida también como cualquier pérdida hemática postparto que cause alteración hemodinámica, la cual depende de la cantidad y velocidad de sangre extravasada, del nivel de hemoglobina y del estado de hidratación previo. Se clasifica en precoz y tardía, la primera es aquella que ocurre durante las primeras 24 horas tras el parto y la tardía es la que acontece después de las 24 horas tras el parto y hasta seis semanas luego del mismo [22].

La atonía uterina ocurre cuando el útero no se contrae después del alumbramiento, originando una pérdida sanguínea anormal. Sus factores de riesgo son la sobredistensión uterina por gestación múltiple, hidramnios o macrosomía fetal; el agotamiento muscular por parto prolongado, rápido o gran multiparidad y corioamnionitis [17].

La mujer con trabajo de parto prolongado tiene grandes probabilidades de presentar hemorragia excesiva por atonía postparto. De igual modo, el trabajo de parto iniciado o aumentado con oxitócicos tiene más probabilidades de ir seguido de atonía y hemorragia [22].

Los esfuerzos por acelerar el alumbramiento pueden incitar la atonía, el masaje y la presión constante sobre el útero que ya está contraído podrían obstruir el mecanismo fisiológico de desprendimiento de la placenta, lo que causa separación incompleta de la placenta y aumento de la hemorragia [20].

La infección uterina puerperal es una complicación muy delicada del parto ya que clínicamente se caracteriza por signos de respuesta inflamatoria sistémica como la taquicardia, polipnea, fiebre, leucocitosis, neutrofilia; acompañados también de signos locales tales como subinvolución y dolor uterino, cérvix permeable y loquios turbios o fétidos. El diagnóstico de infección uterina puerperal requiere como mínimo tres de los criterios anteriores e incluye por lo menos un signo local [42].

La infección más frecuente es la endometritis, seguida de un 2 % que corresponden a miometritis, donde se observa un compromiso sistémico mayor, dado por sepsis severa persistente, disfunción de un órgano o sistema, choque séptico o síndrome de disfunción orgánica múltiple [42].

Estas pacientes tienden a responder inadecuadamente al tratamiento antibiótico, persisten los signos locales y sistémicos de infección por lo que es necesaria una histerectomía. En algunos casos, la miometritis es seguida por tromboflebitis séptica de las venas uterinas y ováricas, la cual puede producir tromboembolismo pulmonar séptico [23,41].

La corioamnionitis es la inflamación aguda de las membranas amnióticas (amnios y corion) y de la placenta, generalmente producida por infección bacteriana ascendente en el contexto de una rotura prematura de membranas; solo en pocos casos puede ocurrir con membranas intactas.

Las complicaciones maternas son, cesárea, de dos a tres veces más frecuente por distocia mecánica y falta de progresión del parto, endometritis, hemorragias del puerperio, infección de herida operatoria, absceso pélvico y bacteriemia y para el feto, muerte perinatal y sepsis neonatal precoz principalmente hasta un shock séptico [23].

El principal manejo de la corioamnionitis es la interrupción del embarazo bajo cobertura antibiótica con el fin de evitar las complicaciones materno-fetales. La vía del parto será definida según indicaciones obstétricas habituales.

El manejo expectante en la ruptura prematura de las membranas es el principal factor de riesgo para corioamnionitis. El uso de antibióticos profilácticos en estos cuadros ha demostrado ser la principal intervención preventiva de complicaciones [24].

La corioamnionitis clínica complica entre el 2 % y el 11% de todos los embarazos. El diagnóstico se realiza mediante datos clínicos, que fueron establecidos por Gibbs y Cols. Temperatura axilar igual o mayor a 38 grados centígrados, acompañada de dos o más de los siguientes signos: sensibilidad uterina anormal, líquido amniótico purulento o de mal olor, taquicardia materna mayor de 100 latidos por minuto, taquicardia fetal, leucocitosis mayor de 15 mil /mm3, aumento de la contractibilidad uterina, dolor pélvico al movimiento [18, 25].

La histerectomía solo se realiza en casos de gangrena uterina, endomiometritis o abscesos miometriales que no se resuelven con tratamiento antibiótico instituido. La existencia de un absceso en el miometrio se sospecha en presencia de un útero subinvolucionado, doloroso a la movilización, que no responde al tratamiento antibiótico establecido [22].

Otra complicación que es causa de histerectomía obstétrica es la atonía uterina y dentro de las medidas de rescate constan:

El manejo farmacológico en el cual los agentes uterotónicos deben ser la primera línea de tratamiento para la hemorragia postparto por atonía uterina [5] como son:

- Oxitocina: 20 unidades en 1,000 ml de cristaloides salino o Hartman, a 60 gotas por minuto o 125 ml por hora en bomba de infusión, no debe administrarse en bolos porque puede ocasionar hipotensión arterial.

- Metilergonovina: 0.2 mg intramuscular en dosis única, no administrar intravenoso porque produce incremento de presión arterial, tampoco en pacientes preeclámpticas y cardiópatas.
- Prostaglandina sintética E1: Misoprostol 800 microgramos transrectal o 4 tabletas de 200 microgramos [42].

Cuando los uterotónicos fallan, es indicado realizar laparotomía exploratoria. Si no se logra revertir la atonía uterina, se puede hacer uso de la compresión intrauterina (balones, sondas, guantes, compresas), de acuerdo con la disponibilidad del recurso [12].

La compresión uterina ha demostrado que reduce la hemorragia de 77.5% a 88.8 % de los casos, sin necesidad de recurrir a procedimientos quirúrgicos [27].

En la atonía uterina se recomienda siempre que sea factible realizar cirugía conservadora, que incluye:

- ✓ Desarterialización escalonada del útero.
- ✓ Ligadura de vasos como las arterias uterinas, las ováricas ó hipogástricas.
- ✓ Técnica de B-Lynch

La extracción del útero deberá realizarse cuando la hemorragia no responda al tratamiento conservador o el cirujano no domine las técnicas quirúrgicas conservadoras. Independientemente de la edad de la paciente, el número de gestaciones o el deseo de tener más hijos, el criterio quirúrgico debe basarse en salvar la vida de la mujer [27].

La realización de la histerectomía abdominal total o subtotal depende del estado hemodinámico de la paciente.

La técnica de la histerectomía abdominal subtotal es la de elección para asegurar menor pérdida sanguínea, tiempo quirúrgico y anestésico. El cuerpo del útero se puede amputar por medio del corte a través del cérvix a nivel del orificio interno.

La técnica de la histerectomía subtotal es la misma que la de la histerectomía total, salvo que la ligadura de las uterinas se hace más arriba a los lados del cérvix y el útero se secciona por el istmo a nivel del orificio interno del cuello o un poco más abajo mientras se mantiene fija esta parte con pinzas de Teale u otras similares aplicadas en los bordes [(6)].

El muñón del cérvix se ocluye de delante hacia atrás con catgut crómico del número cero en puntos en forma de ocho, uno en cada extremo y otro u otros más en el centro. Estos puntos deben ser lo bastante profundos para que la hemostasia sea completa. El método de suspensión del cérvix y peritonización parcial.

Se recomienda realizar histerectomía abdominal total ante pacientes con placenta previa central total o acretismo placentario, sangrado de la región ístmica cervical y en la ruptura uterina que no responda a manejo quirúrgico conservador [(32)].

En pacientes con hemorragia obstétrica persistente, a pesar de manejo quirúrgico con histerectomía abdominal total, se debe realizar ligadura de arterias hipogástricas si no se ha efectuado previamente. Si no hay respuesta, se recomienda el empaquetamiento pélvico tipo Mikculicz, solo o con presión [(6,21)].

La histerectomía realizada en el momento del parto o a continuación de éste, puede efectuarse junto con la cesárea o después de ésta en un segundo momento [(20)].

La técnica de histerectomía periparto se basa en realizar una histerectomía supra cervical o total mediante la utilización estándar de las técnicas quirúrgicas. Se obtiene una exposición adecuada con la tracción cefálica del útero, junto con separadores de mano como el de Richardson o Deaver. Se diseca el colgajo vesical hacia abajo hasta llegar al cuello uterino, de ser posible. De modo ulterior a la cesárea y la extracción de la placenta, si la histerotomía sangra de manera notoria puede suturarse, o se aplican pinzas de Pennington o anillos para la hemostasia. Si la hemorragia es mínima, no se requiere alguna de esas maniobras [(20)].

Se seccionan los ligamentos redondos cerca del útero entre pinzas de Heaney o Kocher, y se aplica una ligadura doble. Se pueden usar suturas número 0 ó 1.La incisión en la serosa vesico-uterina llevada a cabo para movilizar la vejiga se extiende a los lados y arriba, hacia la hoja anterior del ligamento ancho hasta alcanzar los ligamentos redondos incididos. La hoja posterior del ligamento ancho adyacente al útero se perfora apenas bajo las trompas de Falopio, los ligamentos útero-ováricos y los vasos uterinos [(13)].

A continuación, se pinzan de manera doble esos vasos cerca del útero y se seccionan, en tanto el pedículo lateral se liga también de manera doble. Se secciona la hoja posterior del ligamento ancho hacia abajo en dirección a los ligamentos uterosacros. Acto seguido, se disecan la vejiga y el colgajo peritoneal adherido respecto del segmento uterino inferior y se alejan del campo quirúrgico. Si el colgajo vesical es muy adherente, como pudiese ocurrir con el antecedente de varias cesáreas, tal vez se necesite su disección cortante cuidadosa [(13)].

Es necesario especial cuidado a partir de este punto para evitar lesionar los uréteres, que pasan detrás de las arterias uterinas. Para lograrlo, se debe hacer tracción constante sobre el útero en dirección contraria al lado en que se ligan los vasos uterinos. Se identifican la arteria uterina ascendente y las venas correspondientes a cada lado, cerca de su origen. Tales pedículos se pinzan entonces de manera doble cerca del útero, se seccionan y se ligan doblemente con material de sutura [(13)].

Se pueden usar tres pinzas fuertes, incidir el tejido entre la más medial y las dos laterales, y después ligar los dos pedículos en las pinzas a los lados del útero [(13)].

En los casos de hemorragia profusa, quizá sea más ventajosa pinzar rápidamente con dos instrumentos y cortar todos los pedículos vasculares entre las pinzas para conseguir hemostasia y de modo ulterior retomar la ligadura y la sutura de dichos pedículos [(20)].

Cuando se planea una histerectomía abdominal total en muchos casos es técnicamente más fácil culminar el procedimiento quirúrgico luego de amputar el fondo uterino y colocar pinzas de Kocher en el muñón para tracción y hemostasia [43].

En ese momento son colocados separadores de autorretención. Con el propósito de extirpar el cuello uterino, es necesario llevar a cabo disección extensa de la vejiga. Esto ayudará a llevar a los uréteres en dirección caudal conforme la vejiga se retrae detrás de la sínfisis del pubis e impedirá las laceraciones o las suturas de la vejiga durante la incisión del cuello uterino y el cierre de la cúpula vaginal [43].

Si el cuello del útero esta borrado y dilatado de manera notoria, es posible identificar la unión cervico-vaginal después del parto mediante una incisión uterina vertical anterior en la línea media, sea a través de la correspondiente histerotomía o por una que se elabora a nivel de los vasos uterinos ligados. Se dirige un dedo hacia abajo a través de la incisión para identificar el borde libre del cuello borrado y dilatado, y la cúpula del saco vaginal anterior y posteriormente se cambia el guante contaminado [43].

Otro método útil para identificar los bordes del cuello uterino es colocar cuatro grapas de metal cutáneas o suturas de color brillante a las 12:00, 3:00, 6:00 y 9:00 del cuadrante del reloj en los bordes del cuello uterino antes de la histerectomía. Los ligamentos cardinales, los uterosacros y los muchos vasos grandes que contienen se sujetan doblemente de manera sistemática con pinzas Heaney curvas, pinzas rectas de tipo Ochsner o instrumentos similares [43].

Las pinzas se colocan tan cerca del cuello uterino como sea posible, con cuidado de no incluir tejido excesivo en cada grapa. El tejido entre las pinzas se incide y se liga el pedículo distal mediante sutura. Estos pasos se repiten hasta que se alcanza el nivel del fondo de saco vaginal lateral. De esa manera, se pinzan, seccionan y ligan las ramas descendentes de los vasos uterinos, conforme se diseca el cuello uterino de los ligamentos cardinales. Inmediatamente debajo del cuello uterino, se coloca una pinza curva a través del fondo del saco vaginal lateral y se incide el tejido en dirección medial por arriba de la pinza [43].

El fondo de saco vaginal lateral puede ligarse y suturarse de manera doble junto con el muñón del ligamento cardinal. A continuación, se extirpa el cuello uterino de la vagina. Se revisa para asegurase de que ha sido extirpado por completo y a continuación se repara la vagina ambos ángulos del fondo de saco vaginal lateral se aseguran a los ligamentos cardinales y uterosacros [43].

Luego de ese paso, algunos cirujanos prefieren cerrar la vagina mediante la utilización de puntos de sutura en ocho con catgut crómico. Otros logran la hemostasia con una sutura anclada por medio de catgut crómico a través de la mucosa y la aponeurosis endopélvica adyacente, que circuncidan junto con la cúpula vaginal. Se revisan todos los sitios de incisión de manera cuidadosa en cuanto a hemorragia, los sitios sangrantes se ligan con cuidado de evitar los uréteres. La pared abdominal se sutura en capas hasta terminar de cerrar piel [20].

La frecuencia de complicaciones derivadas de la histerectomía obstétrica varía según la urgencia con la que se realiza el procedimiento. Pueden ser intraoperatorias, inmediatas y mediatas.

Las complicaciones intraoperatorias son de diferentes causas: anestésicas, por hemorragia, en la recuperación anestésica y lesiones de otras vísceras. Las complicaciones inmediatas ocurren durante las primeras 24 horas, siendo las de mayor frecuencia las hemorragias intraabdominales, pared abdominal ó de cúpula vaginal, íleo, choque hipovolémico, anuria. Las complicaciones mediatas ocurren entre el 2do y vigésimo primer día postoperatorio las cuales pueden ser fístulas, hematomas de pared abdominal ó de cúpula vaginal, absceso de pared abdominal o de cúpula vaginal, enfermedad tromboembólica, adherencias abdomino-pélvicas, obstrucción o seudo-obstrucción por bridas [37].

Choque hipovolémico es una desproporción entre continente y contenido, en donde se produce un estado de insuficiencia circulatoria periférica con déficit de perfusión tisular, hipoxia y severos cambios metabólicos. La caída del contenido de oxígeno arterial vinculado con la anemia es el factor determinante de los cambios hemodinámico-compensatorios: aumento del gasto cardíaco, redistribución del flujo regional e incremento de la extracción periférica de oxígeno.

Cuando es grave, los mecanismos compensatorios se vencen y aparece la disfunción orgánica [37].

Dentro de los trastornos de la coagulación podrán presentarse, la coagulopatía dilucional y la coagulación intravascular diseminada o coagulopatía por consumo. La coagulación intravascular diseminada (CID) es un proceso patológico que se produce como resultado de la activación y estimulación excesiva del sistema de la coagulación y que ocasiona microangiopatía trombótica por depósito de fibrina en la microcirculación y fibrinólisis secundaria. En la CID la estimulación continuada del sistema hemostático desborda la capacidad de control del organismo, lo que lleva a la generación de cantidades masivas de trombina y plasmina, causales de las manifestaciones clínicas fundamentales del síndrome: trombosis, hemorragia o ambas. Se presenta de forma frecuente hemorragias en piel y mucosas como primera manifestación. La hemorragia puede ser de gravedad extrema con peligro para la vida, cuando se localizan en tracto gastrointestinal, pulmón, sistema nervioso central, órbita, glándula adrenal [44].

La presencia de sangrado post histerectomía representa un problema adicional, cuando se suponía que la hemorragia fue controlada. La relaparotomía se asumirá ante la necesidad imperiosa de lograr la hemostasia. En casos con histerectomía subtotal, el sangrado del muñón revela que la técnica quirúrgica elegida no fue la adecuada, por lo general en presencia de acretismos placentarios con implantación baja y con desgarros cervicales. En otras situaciones, la persistencia del sangrado luego de intentos por lograr la hemostasia quirúrgica obligó a considerar el empaquetamiento pelviano como última alternativa para controlar la hemorragia [37].

Entre las complicaciones urinarias consideradas lesiones del tracto urinario se encuentran la sección ureteral o lesiones vesicales y oscilan entre 2 y 13 %. Son más frecuentes en histerectomías totales y es prioritaria su reparación inmediata para evitar la aparición de fístulas urogenitales secundarias [26].

La incidencia de lesión al uréter se reporta de 0,02 a 2,5 %. Se ha visto que la lesión vesical únicamente se presenta de 0,5 a 1,3% cuando se realiza histerectomía laparoscópica; 0,4% en histerectomía abdominal y 0,3% en histerectomía subtotal [26].

La mayoría de las lesiones producidas en el tracto urinario pueden ser detectadas en el transoperatorio mediante visión directa, así como por cistoscopia, hasta el 97,4% de las veces. Otras se manifiestan en el postoperatorio y se debe seguir alerta, manteniendo una alta sospecha [26].

Las causas de lesiones intraoperatorias del uréter son: ligadura, angulación, aplastamiento, laceración, isquemia y resección. El sitio más comúnmente afectado del uréter en una histerectomía abdominal es a nivel de su paso a través de la inserción del ligamento infundíbulo pélvico. Las causas de lesión vesical incluyen perforación vesical en forma temprana y fístulas en forma tardía, de las cuales la más frecuente es la fístula vesicovaginal [26].

Las complicaciones hidroelectrolíticas son de presentación inmediata, y cuando ocurren se asocian con casos en los cuales se presentan sangrados excesivos, intervenciones anestésicas y quirúrgicas prolongadas, deshidratación, ayunos prolongados, exagerada limpieza mecánica del colon, o la paciente tiene asociada una patología metabólica o previa de un órgano, obligan a ser muy cuidadosos en la planeación de los reemplazos hídricos y electrolíticos [26].

El íleo paralítico es otra complicación con una disminución o parálisis transitoria de la motilidad intestinal normal que se presenta en el postoperatorio inmediato relacionada comúnmente con las intervenciones en las que se produce la apertura de la cavidad abdominal, y se agrava con la manipulación de las asas intestinales y las cirugías prolongadas. Normalmente, el peristaltismo y la defecación suelen establecerse de manera espontánea entre el segundo y el cuarto día después de la operación [26].

La infección es la segunda complicación más frecuente, que se presenta en forma de fiebre postquirúrgica. Además de éstas pueden ocurrir abscesos de la pared, abscesos pélvicos y dehiscencias de la herida quirúrgica.

Dentro de los episodios que amenazan la vida de la paciente podemos encontrar el tromboembolismo pulmonar, el infarto agudo de miocardio, el edema agudo de pulmón, la reacción anafiláctica, la coagulación intravascular diseminada, la necesidad de una segunda intervención y el ingreso a cuidados intensivos [37].

La mortalidad varía y depende en gran medida de las complicaciones asociadas sobre todo de la aparición de coagulopatía [26]. Las histerectomías pueden producir efectos físicos y emocionales. Algunos son de duración breve, pero otros pueden durar mayor tiempo [26].

Pueden ocurrir cambios en la vida afectiva y patrones sexuales, así como cambios en la autoestima, cambios estructurales, funcionales y psicológicos, alteración en la percepción de la imagen corporal en cuanto a la condición femenina y la sexualidad, en lo emocional afecciones a la sensibilidad, desajuste social o crisis emocional, y con la aparición de una reacción depresiva que en algunos casos lleva a la alteración de la salud mental, y que en ocasiones incluye el divorcio en parejas que pasan por la experiencia de la histerectomía obstétrica [45].

Los ovarios son las glándulas encargadas de producir estrógenos, su resección afecta a la mujer con múltiples síntomas por ausencia de la hormona. Si los ovarios se extraen antes de la menopausia, se experimentan algunos efectos como sofocos o calores, resequedad vaginal y problemas para dormir los cuales pueden ser de gran intensidad en comparación a una menopausia normal, con riesgo de fractura debido a osteoporosis a una edad más temprana sin embargo aún no existe evidencia significativa de estos datos [46].

Después de la histerectomía, cesan los períodos menstruales, si los ovarios no se extraen y todavía no se ha llegado a la edad de la menopausia, éstos aún producirán estrógeno y seguirán haciéndolo hasta que dejen de funcionar naturalmente. Se pueden observar cambios, debido a que el útero se extrae, las contracciones uterinas que se podían sentir antes durante el orgasmo ya no ocurren.

Además, se produce una alteración en la función sexual por la formación de una cicatriz en la cúpula vaginal, el acortamiento de la vagina, deterioro de nervios de los vasos sanguíneos los cuales son responsables de la lubricación y también se pueden perjudicar los nervios autonómicos que causan la congestión vascular vaginal en el acto sexual, lo cual puede llevar a la dispareunia [46].

Diseño Metodológico

Tipo de estudio

Se realizó un estudio descriptivo transversal entre 1 de enero de 2014 hasta el 31 de diciembre de 2017.

Universo

Estuvo constituido por el total de pacientes que posterior a un parto fisiológico o una cesárea se les realizó una histerectomía obstétrica de urgencia en el Hospital Docente Ginecobstétrico 10 de Octubre, en el período antes mencionado.

Se excluyeron a todas las pacientes cuyos datos clínicos no contenían la información recogida para incluir en la investigación y aquellas pacientes a las que se les realizó una histerectomía obstétrica postaborto.

Recolección y procesamiento de la información

Se realizó una revisión de los registros estadísticos de morbilidad, y de la información del servicio de puerperio fisiológico y quirúrgico, así como de las historias clínicas de las pacientes intervenidas por histerectomía obstétrica del Hospital Docente Ginecobstétrico 10 de Octubre.

La información obtenida de las fuentes antes mencionadas se registró en el Modelo de Recogida de Datos (ver Anexo 1) y fueron almacenados digitalmente en una planilla Excel para su posterior procesamiento estadístico.

Análisis Estadístico

Los resultados se resumieron en por cientos y se presentaran en tablas para una mejor comprensión.

Consideraciones Éticas

El Proyecto de esta investigación fue previamente aprobado por el Comité de Ética y el Consejo Científico del hospital. La investigación se realizó de acuerdo a los principios de la ética médica y según los Principios de Helsinki de la Asociación Médica Mundial.

Bajo ningún concepto se reveló la identidad de los pacientes en ningún fórum científico o publicación. En todo momento se garantizó la confidencialidad de la información obtenida, porque los datos fueron manejados a través de las iniciales de los mismos. La privacidad de las pacientes estudiadas se logró al no permitir personas ajenas al estudio en momentos de recogida de información.

Operacionalización de las variables

Variable	Definición de la variable	Escala y definición de las categorías	Fuentes de información
Años	Periodo en que realizó la histerectomía obstétrica	2014 2015 2016 2017	Según lo recogido en el departamento de estadística del hospital
Grupos de edad	Número en años cumplidos de las pacientes en estudio al momento de la de histerectomía obstétrica	Menor de 20 años 20 a 35 años 36 años y más	Años cumplidos reportados en la historia clínica
Municipio de procedencia	Municipio de la paciente en el momento del estudio	Cotorro Diez de Octubre San Miguel del Padrón Centro Habana Habana Vieja Otros municipios	Lugar de residencia reportados en la historia clínica
Paridad	Número de nacimientos de cada paciente	Primigesta: Es una sola gestación Segundigesta: Son dos gestaciones Multigesta: Son tres o más gestaciones	Historia Obstétrica de la pacientes reportada en las historias clínicas.
Controles prenatales	Son evaluaciones Clínicas periódicas que se le realizan a la embarazada	1 a 6 7 a 12 13 y más	Cantidad de consultas prenatales recogidas en las historias clínicas.

	al momento de su Ingreso.		
Tipo de gestación al ingreso	Tiempo transcurrido desde la fecha de ultima menstruación hasta el ingreso	Pretérmino: menor de 37 semanas A término: entre 37 y 42 semanas Post término: más de 42 semanas	Tiempo de gestación recogido en las historias clínicas a la hora del parto.
Enfermedad asociada al embarazo	Presencia de otras enfermedades que concomitan con el embarazo	Anemia: Cifras de hemoglobina por debajo de 110 g/l Infección vaginal: presencia de algún hongo, virus o bacteria en la vagina Infección urinaria: presencia de bacteria en el tracto urinario Aparentemente sana: no padece de ninguna enfermedad	Según lo obtenido en las historias clínicas de las pacientes.
Antecedentes patológicos personales	Presencia Enfermedades crónicas en la gestante	Aparentemente Sana: no padece de ninguna enfermedad crónica. Hipertensión Arterial: presencia de cifras de tensión arterial elevadas antes del embarazo.	Según lo obtenido en las historias clínicas de las pacientes.

		Diabetes mellitus: presenta de cifras de glicemia elevada antes del embarazo Asma Bronquial: es cuando la paciente presenta antecedentes de esta enfermedad. Otras: incluye otras enfermedades crónicas.	
Modo de terminación del embarazo	Manera por la cual se finaliza la gestación.	Espontáneo: cuando la paciente comienza sola el trabajo de parto Inducido: presencia de contracciones tras la administración de oxitocina o Misoprostol de 25 mcg. Cesárea: se programa a la paciente por tener algún criterio para cesárea sea de electivo o de urgencia.	Según lo recogido en las historias clínicas de las pacientes
Vía de terminación del embarazo	Vía por la que se obtiene el producto de la concepción	Vaginal: vía por la cual el feto pasa por el canal del parto Abdominal: vía alta de interrupción de la gestación	Conforme a lo recogido en las historias clínicas.

Criterio quirúrgico de interrupción de la gestación.	Causa materna o fetal que fundamenta la terminación quirúrgica de la gestación	Cesárea Anterior: nacimiento anterior hecho por cesárea a término Placenta previa: por diagnóstico clínico o ultrasonográfico se halla la placenta sobre el orificio cervical interno. Hematoma retroplacentario: presencia del desprendimiento de la placenta antes del nacimiento del feto. Otras: incluye otras causas de interrupción	De acuerdo a lo recogido en las historias clínicas.
Cuidados Intensivos	Conducta que se llevó a cabo cuando la puérpera se encuentra con parámetros de salud inestable posterior a la	Si: cuando las pacientes requieren cuidados intensivos. No: cuando las pacientes no requieren de cuidados	Información recogida en las historias clínicas

	histerectomía obstétrica	intensivos.	
Tipo de Intervención quirúrgica	Operación que se le realizó a la paciente	Histerectomía total: se extrae el útero completo. Histerectomía subtotal: se extrae el cuerpo del útero y se deja el cuello	Según lo recogido en los informes operatorios de las historias clínicas.
Complicaciones	Enfermedades o lesiones que, aparecen durante el tratamiento de una enfermedad previa y que habitualmente alteran el pronóstico.	Hemorragia: se define clásicamente como una pérdida de sangre mayor a 500 ml en un parto por vía vaginal y mayor a 1.000 ml en partos por cesárea. Infección: Se desarrolla mediante un proceso de infección posterior al parto que compromete la vida de la paciente Otras: incluye otras complicaciones que no sean hemorragias o infección.	Conforme recogido en las historias clínicas.
Tipo de Egreso	Forma por la cual la paciente egresa del hospital	Viva Fallecida	Conforme a lo recogido en las historias clínicas.

Resultados

En el período de estudio se realizó histerectomía obstétrica al 0,5% de embarazadas atendidas en nuestro centro.

Se estudiaron 98 pacientes a las cuales se les realizó histerectomía obstétrica en el período de estudio.

La tabla 1 muestra las histerectomías obstétricas realizadas en el Hospital Docente Ginecobstétrico 10 de Octubre en el periodo de 1 de enero de 2014 hasta el 31 de diciembre de 2017. El 2014 fue el de menor incidencia de histerectomía obstétrica, con una representación de 0,31% del total de nacimientos de ese año, seguido del 2017 con el 0,42%. En el año 2015 fue en el que más histerectomía obstétrica se realizaron, elevándose a 0,60 % del total de nacimientos.

Tabla 1. Pacientes a las que se les realizó histerectomía obstétrica según total de nacimientos por años en el Hospital Docente Ginecobstétrico 10 de Octubre entre 1 de enero del 2014 hasta 31 de diciembre de 2017.

Años	Histerectomía Obstétrica por años	Total de Nacimientos por años	Por ciento por años
2014	16	5039	0,31
2015	32	5320	0,60
2016	30	5070	0,59
2017	20	4747	0,42
Total	98	20176	0,49

Fuente: Registro de estadística del hospital.

Las histerectomía obstétrica predominaron en las pacientes entre 20 y 35 años para un 73,4%, seguidas del grupo de edad mayores de 36 años, correspondiendo a un 18,4% (Tabla 2)

Tabla 2. Pacientes a las que se les realizó histerectomía obstétrica según grupos de edades en el Hospital Docente Ginecobstétrico 10 de Octubre entre 1 de enero de 2014 hasta 31 de diciembre de 2017.

Grupos de Edad	Número	Por ciento
Menos de 20	8	8,2
20 a 35	72	73,4
36 o mas	18	18,4
total	98	100

Fuente: Historias Clínicas

Los municipios de procedencia de las pacientes con histerectomía obstétrica fueron Cotorro 26,5% y 10 de Octubre para un 25,5 % y la menor cifra de pacientes con histerectomía obstétrica procedieron de otros municipios para 1,0% (Tabla 3).

Tabla 3. Pacientes a las que se les realizó histerectomía obstétrica según municipio de procedencia en el Hospital Docente Ginecobstétrico 10 de Octubre entre el 1 de enero de 2014 hasta el 31 de diciembre de 2017.

Municipio de procedencia	Número	Por ciento
Cotorro	26	26,5
10 de Octubre	25	25,5
San Miguel del Padrón	23	23,5
Centro Habana	17	17,4
Habana Vieja	6	6,1
Otros Municipios	1	1,0
Total	98	100

Fuente: Historias Clínicas

En cuanto al número de gestaciones entre las pacientes a las cuales se les realizó histerectomía obstétrica, predominaron las multigestas, con un total de 63 que correspondieron al 64,3%. El grupo que menos aportó fueron las segundigestas con un total de 14 pacientes que correspondieron al 14,3%. (Tabla 4)

Tabla 4. Pacientes a las que se les realizó histerectomía obstétrica según número de gestaciones en el Hospital Docente Ginecobstétrico 10 de Octubre entre el 1 de enero del 2014 hasta 31 de diciembre de 2017

Gestaciones	Número	Por ciento
Primigesta	21	21,4
Segundigesta	14	14,3
Multigesta	63	64,3
Total	98	100

Fuente: Historias Clínicas.

La mayoría de las pacientes estudiadas recibieron entre siete y 12 controles prenatales lo que representó 77,6% del total. Solo cinco pacientes en el estudio evidenciaron haber recibido entre uno y seis controles para el 5,1%. (Tabla5)

Tabla 5. Pacientes a las que se les realizó histerectomía obstétrica según controles prenatales en el Hospital Docente Ginecobstétrico 10 de Octubre entre 1 de enero de 2014 a 31 de diciembre de 2017.

Controles prenatales	Número	Por ciento
1 – 6	5	5,1
7– 12	76	77,6
+ 12	17	17,3
Total	98	100

Fuente: Tabla 5

En la tabla 6 se muestra el tipo de gestación que presentaban las pacientes sometidas a histerectomía obstétrica. Predominó el embarazo a término para un total de 93 casos que representó el 94,9%. Ninguno de los casos en estudio fueron embarazos postérmino, y solo 5 casos fueron pretérminos que respondieron al 5,1%.

Tabla 6. Pacientes a las que se les realizó histerectomía obstétrica según tipo de la gestación que presentaban las pacientes en el Hospital Docente Ginecobstétrico 10 de Octubre entre 1 de enero de 2014 hasta el 31 de diciembre de 2017.

Tipo de gestación	Número	Por ciento
Pretérmino	5	5,1
A término	93	94,9
Total	98	100

Fuente: Historias Clínicas

En la tabla 7 se observa que la infección vaginal representó la afección asociada con mayor incidencia en estas pacientes, para un total de 46 casos que representó 46,9%, seguida de la anemia para un 28,6%. La afección que menos aportó fue la infección urinaria con un 8,2%.

Tabla 7. Pacientes a las que se les realizó histerectomía obstétrica según afecciones asociadas en el Hospital Docente Ginecobstétrico 10 de Octubre entre 1 de enero de 2014 hasta el 31 de diciembre de 2017.

Afecciones asociadas	Número	Por ciento
Aparentemente sanas	16	16,3
Anemia	28	28,6
Infección vaginal	46	46,9
Infección urinaria	8	8,2
Total	98	100

Fuente: Historias Clínicas

La hipertensión arterial fue el antecedente patológico personal con mayor frecuencia en pacientes en estudio para un 68,4%. (Tabla 8).

Tabla 8. Pacientes a las que se les realizó histerectomía obstétrica según antecedentes patológicos personales en el Hospital Docente Ginecobstétrico 10 de Octubre entre 1 de enero de 2014 hasta el 31 de diciembre de 2017.

Antecedentes patológicos personales	Número	Por ciento
Sanas	12	12,2
Hipertensión arterial	67	68,4
Diabetes mellitus	3	3,1
Asma bronquial	2	2,0
Otras	14	14,3
Total	98	100

Fuente: Historias Clínicas.

Se puede apreciar en la tabla 9 que el modo de terminación del embarazo que estuvo presente con más frecuencia en las pacientes a las que se les realizó histerectomía obstétrica fue la cesárea, para un 61,2%; y la que menos aportó fue el parto inducido que representó 17,4%. (Tabla 9)

Tabla 9. Pacientes a las que se les realizó histerectomía obstétrica según modo de terminación del embarazo en el Hospital Docente Ginecobstétrico 10 de Octubre entre 1 de enero de 2014 hasta el 31 de diciembre de 2017.

Modo de terminación del embarazo.	Número	Por ciento
Espontáneo	21	21,4
Inducido	17	17,4
Cesárea	60	61,2
Total	98	100

Fuente: Historias Clínicas.

La vía de terminación del embarazo con mayor frecuencia fue la abdominal, con un total de 74 pacientes para un 75,5%. (Tabla 10)

Tabla10. Pacientes a las que se les realizó histerectomía obstétrica según vía de terminación del embarazo en el Hospital Docente Ginecobstétrico 10 de Octubre entre 1 de enero de 2014 hasta el 31 de diciembre de 2017.

Vía de terminación del embarazo	Número	Por ciento
Abdominal	74	75,5
Vaginal	24	24,5
Total	98	100

Fuente: Historias Clínicas.

Los criterios quirúrgicos de interrupción del embarazo de mayor prevalencia fueron, la cesárea anterior para un 54,1% y la placenta previa con 13,5 %. El hematoma retroplacentario aportó cinco casos para un 6,7%, mientras otros criterios quirúrgicos aportaron el 25,7%. (Tabla 11)

Tabla 11. Pacientes a las que se les realizó histerectomía obstétrica según criterio quirúrgico de interrupción de la gestación en el Hospital Docente Ginecobstétrico 10 de Octubre desde 1 de enero de 2014 hasta el 31 de diciembre de 2017.

Criterio quirúrgico de interrupción del embarazo	Número	Por ciento
Cesárea anterior	40	54,1
Placenta previa	10	13,5
Hematoma retroplacentario	5	6,7
Otras	19	25,7
Total	74	100

Fuente: Historias Clínicas.

Se puede apreciar en la Tabla 12 que las complicaciones más frecuentes fueron la hemorragia 58,2% seguido por la infección puerperal con un total de 39 casos para un 39,8%.

Tabla 12. Pacientes a las que se les realizó histerectomía obstétrica según complicaciones en el Hospital Docente Ginecobstétrico 10 de Octubre desde 1 de enero de 2014 hasta el 31 de diciembre de 2017.

Complicaciones	Numero	Por ciento
Hemorragia	57	58,2
Infección puerperal	39	39,8
Otras	2	2,0
Total	98	100

Fuente: Historias Clínicas.

El 93.9% de las pacientes sometidas a histerectomía obstétrica en estudio egresaron vivas. (Tabla 13)

Tabla 13. Pacientes a las que se les realizó histerectomía obstétrica según forma de egreso en el Hospital Docente Ginecobstétrico 10 de Octubre desde 1de enero de 2014 hasta el 31 de diciembre de 2017.

Formas de Egreso	Número	Por ciento
Vivas	92	93,9
Fallecidas	6	6,1
Total	98	100

Fuente: Historias Clínicas.

El 86,7% de las pacientes estudiadas recibieron cuidados intensivos. (Tabla14)

Tabla 14. Pacientes a las que se les realizó histerectomía obstétrica según cuidados intensivos en el Hospital Docente Ginecobstétrico 10 de Octubre desde 1 de enero del 2014 hasta 31 de diciembre de 2017.

Cuidados Intensivos	Número	Por ciento
Si	85	86,7
No	13	13,3
Total	98	100

Fuente: Historias Clínicas.

La intervención quirúrgica que más se aplicó fue la histerectomía abdominal total 70,4%, seguida por la histerectomía abdominal subtotal 29,6%. (Tabla 15)

Es importante mencionar que en los últimos dos años se comenzaron a aplicar nuevas técnicas conservadoras para evitar la realización de la histerectomía obstétrica.

Tabla15. Pacientes a las que se les realizó histerectomía obstétrica según tipo de intervención quirúrgica en el Hospital Docente Ginecobstétrico 10 de Octubre desde 1 de enero de 2014 hasta el 31 de diciembre de 2017.

Tipo de Intervención Quirúrgica	Número	Por ciento
Histerectomía subtotal	29	29,6
Histerectomía total	69	70,4
Total	98	100

Fuente: Historias Clínicas.

Discusión

Los resultados obtenidos en 2015 propiciaron que el Programa de Atención Materno Infantil iniciara la implementación de técnicas conservadoras en función de mejorar los efectos negativos que la histerectomía obstétrica produce en la salud sexual, reproductiva y mental de la mujer. De manera que en 2017 se comienza a apreciar un descenso de esta cifra.

La realización de la histerectomía obstétrica en Hospital Docente Ginecobstétrico de 10 de Octubre es mucho más baja si la comparamos con la que se realiza en el Hospital de Cobán, Alta Verapaz, Guatemala, que es de 4,46 y los resultados de la tesis presentada por Dr. Rodas desarrollada en el Hospital Roosevelt que ascendió a 3,57 (38), mientras que en hospitales de la zona metropolitana de Washington del Distrito de Columbia, Estados Unidos es de 0,85. (28).

En Cuba entre el año 2012 en el hospital América Arias la realización de histerectomía obstétrica fue de 0,45% del total de nacimientos, (33), y en el Hospital Ginecobstétrico Docente de Guanabacoa fue de 0,2% (33).

Entre los resultados de la presente investigación el grupo de edad que con mayor frecuencia se les realizó la histerectomía obstétrica fue entre 20 a 35 años, relacionado con el período fértil y reproductivo de la mujer y la multiparidad de las pacientes; sin embargo, lo anterior no se observa en adolescentes. Estos hallazgos no coinciden con los reportados por Garay et. al. que realizaron un estudio en México donde encontraron que el rango de edad materna es de 16 a 40 años (6), sin embargo, estudios realizados por Montoya y Claudino en el Hospital Regional de Occidente en Honduras encontraron coincidencias con el presente estudio (31).

Ha sido similar el comportamiento de las pacientes con histerectomía obstétrica en municipios de residencia Cotorro, 10 de Octubre y San Miguel del Padrón siendo los municipios que aportaron la mayor cantidad de gestante al hospital; no así en otros municipios, cuestión que se relaciona con la frecuencia con la que se atienden gestantes de esa región debido a la lejanía del municipio a la institución hospitalaria.

Las gestantes de los tres municipios antes mencionados presentaron antecedentes patológicos personales de hipertensión arterial y eran portadoras de infecciones vaginales que están reconocidos como factores favorecedores para la realización de la histerectomía obstétrica por complicaciones posteriores asociadas a los mismos.

Los resultados encontrados en esta investigación coinciden con otros estudios donde la multiparidad, sobre todo a partir de la tercera gestación, es una de las características que favorecen la realización de histerectomía obstétrica. Por ejemplo, en estudios realizados en el Hospital Universitario Ginecobstétrico Mariana Grajales en Villa Clara se obtuvieron resultados similares, pues la multiparidad estaba presente en el 79,5% de las pacientes a las que se les realizaron histerectomías [(46)]. Asimismo, Suárez López et.al.en México encontraron que 43,2% de las pacientes histerectomizadas son multíparas [(47)].

En cuanto al número de consultas prenatales, los resultados encontrados en la investigación coinciden con el estudio realizado por Briceño en Venezuela donde 63,33% de los casos presentaban controles prenatales [(30)].

Las mujeres que presentan buena atención prenatal tienen menor riesgo de histerectomía obstétrica que las que presentan insuficiente seguimiento de la gestación.

Es válido destacar que las pacientes a las que se les realizó histerectomía obstétrica, pese a que cumplieron la cantidad de controles prenatales previstos por el PAMI, evidencian la existencia de otros factores asociados no relacionados con el número de controles prenatales previstos, que favorecen la realización del proceder quirúrgico.

La mayoría de las pacientes estudiadas en esta investigación en el momento que fueron histerectomizadas presentaban un embarazo a término, lo cual se corresponde con el estudio realizado por la Dra. Belén en Nicaragua que encontró resultados similares en 65,79% de las pacientes [(30)].

En la investigación se observó que la infección vaginal es un catalizador en cuanto a la aparición de complicaciones de causa infecciosa que pueden provocar, tras un parto, la realización de la histerectomía obstétrica. En la literatura revisada no se encontró relación entre la infección vaginal y la realización de la histerectomía obstétrica, por lo que la autora sugiere continuar la investigación para identificar si hay relación entre ellas.

La hipertensión arterial, como enfermedad de base o por aparición de la misma durante la gestación, constituye un riesgo porque favorece la hemorragia y el hematoma retroplacentario, afección que constituye una indicación para la histerectomía obstétrica. Sin embargo, no se encontraron investigaciones que demuestren esta relación (41).

El antecedente de cesárea es predisponente para la histerectomía obstétrica, sobre todo cuando ha ocurrido en más de dos ocasiones (41). El estudio evidenció que el mayor por ciento de las pacientes a las que se les realizó histerectomía obstétrica, se les habían efectuado cesáreas por algún criterio médico de urgencia. Reveles et. al, encontraron resultados similares en sus estudios en los que al 72,8% de las pacientes se les había efectuado una cesárea previa (6). Con estos antecedentes el PAMI en Cuba contempla acciones que buscan disminuir el índice de cesárea, sobre todo cuando no existe criterio para la misma.

En el estudio se halló que la vía de finalización de la gestación más frecuente fue la vía abdominal como favorecedora de la realización de la histerectomía obstétrica en estas gestantes. Esto coincidió con los resultados de la revisión de Escot – Vilma en 2014 donde la vía de finalización de la gestación fue 81% de tipo abdominal coincidiendo con la de mayor frecuencia para la realización de histerectomía obstétrica (38).

Las complicaciones como la atonía uterina son las responsables del 50% de hemorragias del alumbramiento y 4% de las muertes maternas. Pueden llevar rápidamente a hemorragia severa y shock hipovolémico. La atonía uterina y la placentación anormal se mencionan como las principales indicaciones de histerectomía obstétrica por la mayoría de los autores (10) .

La primera, es una complicación mucho más frecuente de lo reportado, si bien no se recoge su ocurrencia como dato primario, sino como causa de morbilidad mayor tales como shock hipovolémico, politransfución, la propia histerectomía puerperal u otras más graves. Se reconocen varios factores que predisponen, por lo que su identificación temprana permitirá tomar las medidas tendientes a prevenir su ocurrencia [2, 9-10, 12,21].

Es la atonía uterina, la primera indicación de una histerectomía obstétrica según la literatura internacional [5]. Pero antes de llegar a este paso existen medidas de rescate, las cuales comprenden fármacos uterotónicos, ligadura o embolización de las arterias uterinas o hipogástricas, y suturas hemostáticas diversas. Cuando estas medidas tienen pocas posibilidades de éxito o cuando fallan, la histerectomía no debe esperar [47].

La investigación actual encontró que la complicación más frecuente que conduce a realizar una histerectomía obstétrica es la hemorragia, donde en la mayoría de los casos la principal causa fue la atonía uterina. Los resultados de la investigación concuerdan con Colque et.al, que encontró como principal indicación de la histerectomía obstétrica la atonía uterina seguido del acretismo placentario [47].

En el estudio la mayoría de las pacientes a las que se les realizó histerectomía obstétrica necesitaron cuidados intensivos. Aunque se reconoce la utilidad de este servicio en el preoperatorio y transoperatorio debido a la aparición de desequilibrio hidroelectroliticos y pérdida de sangre, estas no constituyen necesariamente razones para el uso de estos servicios.

Los resultados de Escot – Vilma et.al muestran que menos de la mitad de las pacientes hacen uso de la unidad de cuidados intensivos, en contradicción con lo encontrado en el actual estudio [38]. La inexistencia de la Unidad de Cuidados Intensivos en la institución donde se desarrolló la investigación, provoca luego de realizada la histerectomía obstétrica, y estabilizada la paciente que la misma sea trasladada al centro de referencia donde se cuenta con este servicio.

Pese a la complejidad y riesgos de la histerectomía obstétrica, aproximadamente el 95% de las pacientes del estudio salieron vivas, con seguimiento en el primer nivel de atención para la salud sexual, reproductiva y psíquica. Seis pacientes del estudio fallecieron, lo que coincidió con lo hallado por Escot – Vilma donde el 94%

de los casos con histerectomía obstétrica egresan vivos del centro hospitalario, mientras que el 6% fallecen [38].

La técnica quirúrgica que más se utilizó fue la histerectomía abdominal total. Lo cual no concordó con los resultados que se observaron en el estudio de Escot – Vilma donde la histerectomía abdominal subtotal fue la de mayor predominio, con el 93% de los casos [38].

Las técnicas conservadoras para evitar la histerectomía obstétrica son un proceder novedoso e importante, pues le evitan a la mujer las consecuencias en su salud sexual y reproductiva y la secuela psicológica que esta condición genera, sobre todo en pacientes jóvenes nulíparas y que se encuentran en plena etapa reproductiva. En el período estudiado estas técnicas solo fueron aplicadas a 10 pacientes y los resultados fueron satisfactorios, estas pacientes no fueron incluidas en este estudio de ahí la importancia de adquirir todas las capacidades y competencias para desarrollar las mismas, pues además de salvar vidas, impactan en el bienestar de la mujer y la familia. La utilización de las técnicas conservadoras desde 2017 en el Hospital Docente Ginecobstétrico 10 de Octubre es muestra de lo anterior, con repercusión favorable en la calidad de vida y la salud reproductiva de la mujer.

Conclusiones

- En cuanto a las características epidemiológicas, en las pacientes a las que se les realizó histerectomía obstétrica, predominó la edad entre 20 y 35 años, y el lugar de residencia en los municipios Cotorro, 10 de Octubre y San Miguel del Padrón.
- Las características clínicas más frecuentes fueron la infección vaginal y el antecedente patológico personal de padecer hipertensión arterial. Los controles prenatales fueron los adecuados para el seguimiento del embarazo y la cesárea fue el modo más frecuente de terminación de la gestación.
- La hemorragia fue la complicación más frecuente, y la técnica quirúrgica que más se aplicó en estas pacientes fue la histerectomía abdominal total.

Recomendaciones

Realizar un estudio sobre el impacto que ha tenido la aplicación de las técnicas conservadoras en la calidad de vida y la salud reproductiva de la mujer.

Referencias Bibliográficas

1. Villalobos N, López C. Análisis de las indicaciones para HO. Rev ObstetGinecol Venez. 1999; 59:7-11

2. Roopnarinesingh R, Fay I, Mckenna P. A 27-year review of obstetric hysterectomy. Obstet and Gynecol. 2003 May;23(3):252-4

3. Rivero RD, Fuentes GL. Histerectomía puerperal. Nuestros resultados. Rev. Cubana ObstetGinecol. 1997;23(1):49-52

4. Briceño-Pérez, Alaña F, Briceño Sanabria L, Briceño Sanabria C. Placenta Acreta con rotura uterina espontanea. Rev. Obste GinecolVénez. 2015; 65: 193-7

5. Ronsmans C, Graham J. Maternal Mortality: Who, when, where and why. Lancet. 2016;368:1189-200

6. Reveles Vázquez JA, Villegas Rivera G, Hernández Higareda H, Fernando Grover, Páez F, Hernández Vega CC, Patiño Segura A. Histerectomía obstétrica: Incidencia, indicaciones y complicaciones. GinecolObstetMex 2014;76(3):156-60

7. Baskett TF. Emergency Obstetric hysterectomy. Journal of Obstet and Gynecol. 2013 Jul;23(4):353-5

8. Sharma A, Farah R, Aziz AI. Caesarean and post-partum hysterectomy. Journal of Obstetrics and Gynaecology. July 2015;25(5):455-7

9. Machado LS. Emergency peripartumhysterectomy: Incidence, indications, risk factorsand outcome. N Am J Med Sci. 2011; 3(8):358-61

10. Habek D, Becarevic R. Emergency peripartum hysterectomy in a tertiary obstetric center: 8 year evaluation. Fetal DiagnTher. 2007;22:139-42

11. Okogbenin SA, Gharoro EP, Otoide VO, Okonta PI. Obstetric hysterectomy: fifteen years' experience in a Nigerian tertiary centre. J ObstetGynecol. 2013 Jul;23(4):356-9

12. Whiteman MK, Kuklina E, Hillis SD, Jamieson DJ, Meikle SF, Posner SF, et al. Incidence and determinants of peripartumhysterectomy. ObstetGynecol. 2016 Dec;108(6):1486-92

13. Caro J, Bustos L, Ríos A, Bernales J, Neumann Pape C. Histerectomía obstétrica en el Hospital de Puerto Montt, 2000-2005. RevChilObstetGinecol. 2016;71:313-19

14. Rabenda-Lacka K, Wilczynski J, Radoch Z, Breborowicz GH. Obstetrical hysterectomy. Ginekol Pol 2003 Dec;74(12):1521-5

15. Fereira F, Montilla A, Pereira E, Suarez O. Histerectomía de urgencia por rotura de útero didelfo grávido: Reporte de un caso. Rev Obstet Ginecol Vénez. 2016; 66: 29-32

16. Bajo Arenas JM, Melchor Marcos JC, Mercé LT. Fundamentos de Obstetricia (SEGO). Gráficas Marte. 2006;93:809-14

17. Kayabasoglu F, Guzin K, Aydogdu S, Sezginsoy S, Turgeldi L, Gunduz G. Emergency peripartum hysterectomy in a tertiary Istambul hospital. Arch Gynecol Obstet. 2015;278(3):251-6

18. Akinbiyi A, Olatunbosun O. Emergency Obstetric Hysterectomies (How Many Are Potentially Preventable?): A 28-Year Experience in Saskatoon. Journal of Gynecologic Surgery [Internet]. 2016 [citado 2017 Abr 29];20(3): [aprox. 12 p.]: Disponible en: http://www.liebertonline.com/doi/full/10.1089/gyn.2010.20.81

19. Pérez J, Iniesta A, Vázquez A. Histerectomía obstétrica en el Hospital Regional "General Ignacio Zaragoza" y en el Hospital Ángeles México. Análisis comparativo. AnMed (México) 2016;53:10-4

20. Navia F, Mitelman G, Martínez F, Bahamonde F. Histerectomía obstétrica. Rev ChilObstetGinecol. 2016;65:385-8

21. AlsayaliAdi, Baloul S. Emergency obstetric hysterectomy: 8 year review at Taif Maternity Hospital, Saudi Arabia. Ann Sau Med. 2000;20:454-6

22. Flores J, Ángulo J, Martínez G, Valle V, Hernández M. Indicaciones y factores de riesgo para histerectomía obstétrica de urgencia. GinecolObstet Mex. 2002;70:289-94

23. Udoma E, John M, Ttuk S, Ekanem A. Morbidity and mortality following emergency obstetric hysterectomy in Calabar, Nigeria. Niger J ClinPract. 2003;6(1):52-5

24. Briery C, Rose C, Hudson W, Lutgendorf M, Magann E, Chauhan S, et al. Planned vs emergent cesarean hysterectomy. Am J Obstet Gynecol. 2007;197:154.e1-e5

25. Thonet R. Obstetric hysterectomy: An 11 year experience. Br J Obstet Gynecol. 1986;93:794-8

26. Usandizaga JA, De la Fuente P. Tratado de Obstetricia y Ginecologia. 2da ed. Madrid: Mc Graw-Hill-Interamericana; 2004

27. Ahued JR, Fernández del Castillo C, Bailón Uriza R. Ginecología y Obstetricia aplicadas. 2da ed. México DF: El Manual Moderno; 2003

28. Owolabi MS, Blake RE, Mayor MT, Adegbulugbe HA. Incidence and determinants of peripartum hysterectomy in the metropolitan area of the District of Columbia.JrnlReproductiveMed-Obgyn. 2013, 58(3-4):167-72

29. Briceño-Perez C, Briceño-Sanabria L, Garcia S, Jaimes T, Briceño-Sanabria JC, Briceño-Sanabria C. Histerectomía obstétrica: análisis de 15 años. RevObstetGinecolVenez. 2015;69 (2):89-96

30. Calderon Vallejos, TB. Comportamiento epidemiológico de la operación histerectomía obstétrica en el Hospital Alemán Nicaragüense, Managua

Enero 2013-Diciembre 2014. [Tesis]. Managua: Universidad Nacional Autónoma de Nicaragua; 2015

31. Montoya C, Claudino C. Histerectomía obstétrica de emergencia en el Hospital Regional de Occidente: incidencia y factores asociados. RevMedHondur, Vol. 82, No. 2, 2014

32. Ministerio de Salud Pública, Departamento Nacional de Salud Materno Infantil. Programa Nacional de Atención Materno Infantil. La Habana: MINSAP; 1983

33. Caruajulca RA. Características Clínicas Materno-Perinatales de las gestantes sometidas a histerectomía obstétrica de urgencia en el Hospital Regional de Cajamarca durante los años 2008-2012 [Tesis]. Perú: Universidad Nacional de Cajamarca; 2013. [citado 10 Abr 2018] Disponible en: http://repositorio.unc.edu.pe/bitstream/handle/UNC/217/T618.2C2572013.pdf?sequence=1&isAllowed=y .

34. Rodríguez Ingelmo JM et al. Histerectomía periparto en el Hospital General Universitario de Elche. ClinInvest Gin Obst. 2014;41(3):98-103

35. Indicaciones de histerectomía obstétrica Indicaciones de histerectomía obstétrica en el Hospital de Ginecología y Obstetricia en el Hospital de Ginecología y Obstetricia del Instituto Materno Infantil del Estado de del Instituto Materno Infantil del Estado de México del 2007 al 2008. ArchInv Mat Inf2010;II(1):11-14

36. Patino LM, Jiménez MV, Pérez S. Histerectomía obstétrica: caracterización epidemiológica en un hospital de segundo nivel. Revista Salud Quintana Roo [Internet]. 2014 [citado 16 May 2017]; 7(28): [aprox. 9 p]. Disponible en: http://salud.qroo.gob.mx/revista/revistas/28/2.pdf

37. Escot Chocoyo VE. Indicaciones y complicaciones de Histerectomía Obstétrica en el Hospital de Cobán. (Estudio retrospectivo del 1 de Enero del 2010 al 31 de Diciembre del 2014). [tesis]. Guatemala: Universidad Rafael

Landívar; 2016. [Citado 10 Abr 2018]. Disponible en: http://recursosbiblio.url.edu.gt/tesisjcem/2016/09/03/Escot-Vilma.pdf

38. Torres-Farías E y col. Modificación a la técnica quirúrgica de cesárea-histerectomía. GinecolObstetMex 2010;78(9):478-485

39. Cabrero Roura L, Saldívar Rodríguez D. Operatoria obstétrica. Una visión actual. Edición de 2009. México: Editorial Médica Panamericana; 2009

40. Suárez Ocando D. Histerectomías obstétricas. RevObstetGinecolVenez. 1988;48(2):104-7

41. Rossi AC, Lee RH, Chmait RH. Emergency postpartum hysterectomy for uncontrolled postpartum bleeding: a systematic review. Obstet Gynecol. 2015;115(3):637-44

42. Faneite P, Leonardo L, Álvarez N, Repilloza M. Histerectomía obstétrica (1984-1995). RevObstetGinecolVenez. 1996;56:129-133

43. Casas RL, Pérez IL, Chicangana GA. Frecuencia,indicaciones y complicaciones de lahisterectomíaobstétricaen el Hospital Universitario San José de Popayán, 2006-2010. Estudio decohorte.RevColombObstetGinecol. 2013; 64 (2):121-125

44. Bruner D, Boyd C. Assessing Women's Sexuality After Cancer Therapy: Checking Assumptions with the Focus Group Technique. J Cancer Nurse. 1999;22(6):438-47

45. Chenevard CL, Román Mella F. Percepción, síntomas y sexualidad en mujeres histerectomizadas. Rev Cubana ObstetGinecol [Internet]. 2007 Abr [citado 2017 Jun 15]; 33(1): [aprox. 7 p.]. Disponible en: http://scieloprueba.sld.cu/scielo.php?script=sci_arttext&pid=S0138-600X2007000100006&lng=es

46. Suárez González JA, Gutiérrez Machado M,Corrales Gutiérrez A, Cairo González V, Pérez Viera S. La histerectomía obstétrica como terapéutica

segura enla morbilidad extremadamente grave. Revista Cubana Obstetricia y Ginecología. 2011; 37(4):481-488

47. Suárez-López Leticia, Campero Lourdes, Vara-Salazar Elvia De la, Rivera-Rivera Leonor, Hernández-Serrato María Isidra, Walker Dilys et al. Características sociodemográficas y reproductivas asociadas con el aumento de cesáreas en México. Salud Pública de México. 2013 [citado 2 jul 2014]; 55 (2): S225-S234. Disponible en: http://www.scielo.org.mx/scielo.php?pid=S0036-36342013000800020&script=sci_arttext

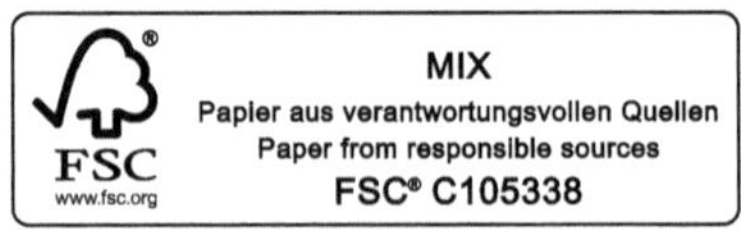

Printed by Books on Demand GmbH, Norderstedt / Germany